OBSERVATIONS

MÉDICALES.

De l'Imprimerie de F.-P. HARDY, rue Neuve-Saint-
Médéric, N°. 44.

OBSERVATIONS

MÉDICALES

ET QUESTIONS

PHYSIOLOGICO-PATHOLOGIQUES

PRÉSENTÉES

A M. LE PROFESSEUR BROUSSAIS ;

Par le Docteur Pinel, de St.-Quentin.

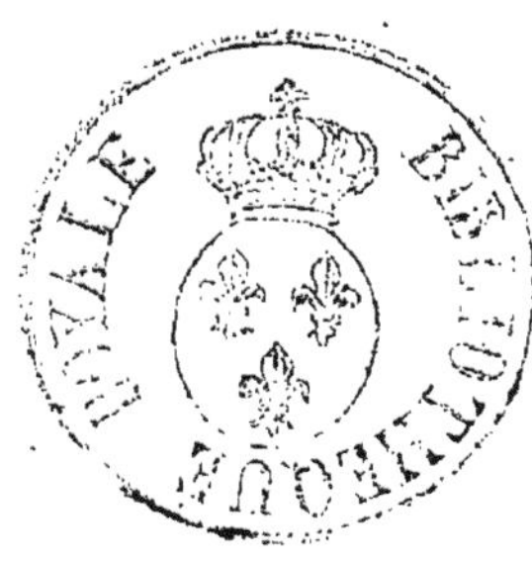

PARIS,

Chez l'AUTEUR, rue St.-Victor, n°. 149, jusqu'au 15 octobre prochain ; après ce temps, rue des Bernardins, n°. 22.

BRECHET, Libraire, place de l'Ecole de Médecine, n°. 4.
Et au Cabinet littéraire, rue St.-Victor, n°. 149.

1823.

PRÉFACE.

*Preuves patentes du retard que les systéma-
tiques outrés, surtout en Médécine, ou
les hommes trop bien prevenus en leur fa-
veur, apportent dans la perfection des
sciences, et les malheurs qu'ils causent à
l'humanité, tout en croyant leur rendre
de grands services.*

Pour éteindre le but de nos questions, nous
les diviserons en deux sections principales, nous
placerons dans la première, celles qui ne sont
qu'une répétition des idées du professeur Broussais ; dans la seconde, celles qui sont opposées
à ces premières, quoiqu'elles n'en soient réellement qu'une conséquence.

Notre cher maître n'ayant répondu qu'aux qre-
mières, en donnant un très mauvais prétexe
pour éluder les secondes, nous met dans la nécessité de donner une réponse d'autant plus pénible que nous avons à contester l'opinion
d'un homme justement marquant dans l'art médical, par son érudition et les grands services

qu'il a rendus à la société ; enfin parce que nous n'avons point l'habitude de ces discussions ; nous trouvons heureusement dans la nature de notre travail de quoi conforter notre courage et espérer de l'indulgence parmi ceux qui daigneront lire notre faible production ; d'ailleurs nous ne cherchons qu'à prouver que le professeur Broussais s'est trompé dans la solution qu'il nous a donnée, et nous croyons pouvoir le faire en rapportant exactement ce qu'il a répondu à chacune de nos questions, et en y faisant toutes les objections que nous jugerons propres à justifier ce que nous venons d'avancer ; au reste, nous nous en référons à nos chers collègues présens à l'examen qu'en fit notre professeur, par ce qu'eux seuls peuvent certifier si nous sommes véridiques dans le récit que nous allons faire sur tout ce qui s'y est passé.

Leur témoignage nous sera d'autant plus important, que leur impartialité est généralement bien connue, par l'empressement qu'ils mettent à defendre la vérité, toutes les fois qu'on cherche à l'éteindre, et dont ils sont si dignes par leur caractère intègre et l'étendue de leurs connaissances ; aussi, le plus grand nombre est-il justement capable de soutenir glorieusement l'art qu'il embrasse et d'honorer les grands hommes chargés de faire des médecins.

La nouvelle marche qu'on a cherché à donner à la médecine, se trouvant en contradiction manifeste avec celle qu'elle a suivie avec un plein succès, depuis un grand nombre d'années, ne pouvait manquer d'amener un trouble général, une grande division dans les hommes de l'art, et surtout répandre promptement le nom de l'innovatur, nou seulement dans la science, mais encore dans toutes les sociétés ; c'est effectivement ce qui est arrivé: car à peine ce système était né, qu'on proclamait par tout son auteur comme un homme destiné à changer les faces de la médecine, à soutenir victorieusement sa nouvelle théorie contre tous ceux qui ne voudraient point faire abnégation de connaissances acquises par la voie routinière de leurs prédécesseurs, pour embrasser un système fondé sur des faits recueillis par une médecine physiologique et par l'expérience et l'observation, s'il en était réellement ainsi, il serait bien difficile de ne pas se ranger de son avis. Malheureusement on n'a jamais dit plus à propos qu'on avançait souvent beaucoup de choses et qu'on en prouvait bien peu (la suite le prouvera).

Un tel brandon jeté dans l'art médical, devait nécessairement diviser les artistes en deux partis ; mettre dans l'un tous ceux qui ont marché avec succès dans cette carrière en suivant la marche philosophique que lui ont donné les célèbres médecins de notre siècles ; dans l'autre ces hommes automates qui n'avancent qu'en suivant les traces de quelques systématiques ; les premiers pourvus de connaissance nécessaires à leurs fonctions travaillent par eux-mêmes : en cherchant les matériaux propres à construire l'édifice qu'il porte au perfectionnement sans secours d'autrni ; les seconds au contraire dépourvus de connaissances et réduits à l'ineptie, sont forcés de rechercher dans la science toute faite par un homme sous légide duquel ils puissent se garentir des victimes qu'ils font journellement dans la société par leur médecine automatique.

Voila bien certainement la faute et la nature des deux sectes médicales d'aujourd'hui ; cette division était tellement général q'uil était impossible de rester passif dans un tel conflit scientifique, il a donc fallu se jetter dans l'arène pour embrasser l'un des partis et le soutenir de toutes ses forces ; réduit à une telle nécessité, nous crûmes devoir suspendre notre choix, jusqu'à ce que nous eussions acquis les données propres à nous faire juger si cette nouvelle théorie était un manteau pour affubler la routine ; où si elle était réellement un moyen de perfectionner l'art de guérir ; pour ne point sortir inconsidérément du vrai chemin que nous croyons avoir suivi depuis que nous avons l'honneur d'exercer la médecine, nous jugeâmes à propos de profiter de notre proximité du sanctuaire de cette méthode, pour voir par nous même ce dont-il s'agissait, nous allâmes donc au cours du professeurs Broussais et nous assistâmes aux leçons données sur la gastro-cutérite, que nous avions choisie comme la plus propre à nous mettre au courant des idées de notre nouveau maître qui la considère comme la mère de la nosologie ; en ce qu'elle cause ou constitue les trois quarts au moins de toutes les maladies.

Nous nous trouvâmes bien déchus, lorsqu'après quelques leçons, nous nous sentimes aiguillonnés par l'envie de présenter quelques questions à notre cher professeur, pour le prier de nous dire s'il pensait comme il parlait, sur certaines affections du canal intestinal ; cette envie s'augmenta tellement par les leçons subséquentes qu'elle nous subjuga si étroitement qu'elle nous força de céder et d'abandonner la juste crainte que nous inspirait la réponse d'un homme aussi élevé audessus de nous, pour lui présenter les treize questions suivantes ; avant d'entrer dans l'examen de nos questions, nous croyons devoir exposer les motifs allégués par le professeur Broussais, pour se dispenser de répondre aux questions opposées à son système.

Nous nous contenterons de dire ici ce qu'il a répondu sur la généralité de nos questions, nous reservant de faire connaître ce qu'il a dit sur chacune, lorsque uous les traiterons en particulier.

Monsieur le professeur Broussais nous motiva son silence sur l'impossibilité de lire nos questions ; ce motif nous eût paru très-bon s'il eût existé pour toutes ; mais nous le trouvons très-mauvais, parce-qu'il ne porta que sur les questions opposées à son système, et nullement sur celles qui y sont conformes, car il les résolut avec tous les détails qu'exigeait leur nature.

Ce motif sera inadmissible quand on saura que toutes nos questions avaient été écrites par nous, sur le même papier, avec la même plume et la même encre ; enfin celles qu'il a résolues avec beaucoup d'exactitude, ne se trouvent point à la suite les unes des autres, toutes ces raisons nous prouvèrent que tout dépendait de sa mauvaise volonté, et qu'il serait tout-à-fait inutile de les lui représenter une seconde fois ; ces allégations sont si concluantes que nous nous dispenserons d'y ajouter beaucoup d'accessoires capables d'entraîner conviction. Nous allons exposer nos questions dans l'ordre que nous les avons prsentées à notre professeur, et les résoudre chacune au fur et mesure qu'elles vont se présenter ; par là nous éviterons des répétitions longues et ennuieuses. Nous observerons également que tout ce que nous dirons sera basé sur les réponses faites, et sur les opinions que ce professeur nous a fait connaître pendant les leçons que nous avons eu l'honneur de suivre.

Nous dirons aussi que nous avons retardé, jusqu'à ce jour, de faire paraître notre travail, parce que nous voulions avant de nous y déterminer, assister de nouveau à ses leçons, pour savoir si nous l'avions bien compris la première fois, ces secondes étude, nous ayant confirmé dans nos premières idées, nous nous sommes efforcés de repondre à l'injustice qui nous avait été faite.

ERRATA.

Pag. 55, *l.* 4 ; n'emporte ; *lis*. n'apporte.
63, *l.* 21, exliquer ; *lis*. expliquer.

COPIE

De Questions présentées au professeur Broussais, au commencement de 1821, par le docteur Pinel, de la Faculté de Paris, attaché au Bureau de Charité du quartier du Jardin du Roi, aux Sociétés philantropiques des Arts graphiques, calcographiques, du Pélican et des Amis de la Prévoyance.

PREMIÈRE QUESTION.

Peut-on remettre en question que les propriétés organiques tant sensibles qu'insensibles ne soient pas les mêmes dans toute l'étendue de la muqueuse intestinale, sans y comprendre les différences qu'elles présentent sous le rapport des fonctions chylifères ?

Monsieur le professeur Broussais ayant résolu cette question par l'affirmative, sans donner aucune explication, nous porte à croire qu'il n'a point compris le sens que nous y attachons. Notre présomption devient presque certitude, lorsque nous le voyons soutenir dans la suite que l'identité de ces fonctions est tellement parfaite dans toute l'étendue de ce conduit, que l'une d'elles ne remplissant pas ses fonctions, peut être suppléée par les autres.

Nous n'avons jamais eu la prétention de soutenir une telle idée, mais bien celle de croire que ces propriétés sont telles que nous les ont fait connaître les grands physiologistes modernes, surtout l'immortel Bichat. Cette explication démontre clairement que notre opinion n'est nullement analogue à celle de notre cher professeur (s'il a l'idée qu'il nous a émise); d'ailleurs il faudrait être bien inconsidéré, et avoir une connaissance bien rétrécie des fonctions digestives, pour penser que les fonctions de l'estomac peuvent être suppléées par celles du duodenum, et surtout celles de ce dernier par celles des petits et des gros intestins. Il serait plus qu'inutile de donner aucun détail sur ces faits : attendu qu'il n'y a pas un élève d'un an d'étude médicale qui n'en soit parfaitement convaincu.

Nous dirons seulement que nous ne connaissons dans toute l'organisation que les organes pairs qui puissent se suppléer ; encore faut-il qu'ils soient dans leur état naturel , sans quoi la pratique nous prouve tous les jours que leurs fonctions sont le plus souvent troublées.

Nous espérons que ces explications suffiront pour faire connaître le vrai sens que nous attachons à notre question : au reste , la suite le développera assez, pour le faire comprendre à ceux qni ne le concevraient point d'après ce que nous venons d'en dire.

IIᵉ QUESTION.

*Est-il vrai que l'inflammation de la mu-
queuse des gros intestins, quelle que soit son
intensité, cause le dévoiement, la diarrhée
et même la dyssenterie ?*

M. le professeur Broussais résolut cette question par l'affirmative, en nous manifestant beaucoup de satisfaction, et nous disant que nous
lui demandions une confession de foi ; c'est-à-
dire, s'il pensait comme il parlait. Cette réponse nous fit plaisir, parce qu'elle nous prouva
qu'il avait parfaitement compris le sens de notre
question, qui n'avait, au fond, d'autre but que
de lui faire avouer, devant tout son auditoire,
s'il professait franchement son opinion : nous
voulions par-là fixer l'attention de nos chers
collègues d'une manière assez forte pour qu'ils
s'en rappellassent, et vinssent interposer leurs
rapports dans les discussions qui pourraient s'é-
lever entre nous et nos adversaires, s'il arrivait
que nos opinions ne fussent pas les mêmes.

Si nous avions le bonheur d'être d'accord
avec notre cher maître sur toutes les questions
suivantes, comme nous le sommes pour celle-ci ,

(5)

nous aurions l'agrément non-seulement de ne point déranger nos amis pour cette approbation, mais encore celui de ne point entreprendre une tâche aussi pénible que celle qui nous est imposée par la matière de notre travail.

Malheureusement la plupart de nos questions présentent des opinions tout-à-fait différentes ; de sorte que le témoignage ci-dessus nous sera d'un secours d'autant plus grand, que ceux que nous appellons à nous le rendre, étaient présens à la discussion de nos questions.

Notre professeur n'ayant nullement dit pourquoi les choses se passent ainsi qu'il l'affirme, toutes les fois que l'inflammation siège sur la muqueuse des gros intestins, nous essaierons d'autant plus volontiers de le démontrer, que cela nous fournira l'occasion d'émettre notre opinion sur l'essence de l'inflammation, que nous croyons avoir été mal définie jusqu'ici par tous nos prédécesseurs. L'inflammation, suivant l'opinion la plus accréditée de nos jours, consiste dans une augmentation des propriétés vitales : cette définition est insuffisante, ne nous faisant point connaître si cette augmentation est égale ou inégale sur la contractilité et la sensibilité ; il en résulte qu'on ne peut nullement se rendre raison des symptômes de cette maladie : en effet, si cette augmentation porte également sur ces deux facultés, il ne peut y avoir gonflement de la partie enflammée. Pour en persuader, supposons que la sensibilité augmentée comme deux, attire deux fois plus d'humeurs, n'est-il pas vrai que la contractilité qui sera également augmentée comme deux, en chassera deux fois plus et qu'il y aura compensation dans l'action de ces propriétés, et parconséquent aucune stagnation du liquide destiné à la formation des symptômes de l'inflammation ?

Si au lieu de cette première supposition inadmissible, l'on en met une seconde fondée sur l'augmentation anomale des propriétés vitales, il sera facile de s'expliquer les symptômes de l'inflammation. Rendons cette chose sensible par un exemple conforme à notre supposition ; ainsi supposons la sensibilité augmentée comme trois, la fluxion y sera trois fois plus forte ; mais la contractilité que nous supposons n'être augmentée que comme deux, ne chassera les humeurs que dans cette proportion ; de sorte que les liquides s'accumuleront dans la partie comme un et y produiront très-facilement tous les symptômes qui font connaître l'inflammation. Cette donnée nous permet également de nous expliquer tous les changemens qui surviennent plus

ou moins promptement dans une partie enflammée ; car il ne s'agit alors que d'admettre
une différence, plus ou moins grande, entre la
sensibilité et la contractilité ; à ces causes ma-
jeures il faut certainement ajouter comme causes
accessoires la force de l'irritation, la texture
de la partie malade, la nature de ses inflammations, et une infinité d'autres causes qui
agissent plus ou moins fortement pour produire
l'état morbide.

C'est probablement ces mêmes causes qui s'op-
posent en grande partie à ce que l'augmentation
de volume de la partie enflammée n'aille pas au-
delà d'un certain degré, et qui concourent, en
ce moment, à produire les diverses modes de
terminaisons de l'inflammation qu'il nous est
impossible d'examiner dans ce court travail ;
nous observerons seulement en passant que l'a-
nomalie que nous venons d'admettre dans les
propriétés vitales, pour produire l'inflammation, est entièrement semblable à l'anomalie que
nous observons dans les propriétés exhalantes et
absorbantes des membranes séreuses, pour produire toutes les hydropisies.

Après avoir prouvé que l'inflammation est le
résultat d'une irritatiou qui a changé le rythme
des propriétés vitales en une anomalie plus ou

moins marquée, il nous reste deux mots à dire sur l'effet que l'inflammation produit sur les fonctions de la partie qu'elle atteint, et à faire l'application de cet effet sur la muqueuse intestinale enflammée.

Pour arriver à cette connaissance, nous dirons que le dérangement que nous venons de signaler dans les propriétés vitales, nous explique parfaitement bien que toute partie enflammée ne peut remplir ses fonctions que d'une manière irrégulière, et souvent entièrement opposée à celle qui lui est naturelle ; d'ailleurs il est impossible qu'il en soit autrement, dès l'instant que le désordre survenu dans ces propriétés les empêche de donner à chaque partie, la faculté de remplir ces fonctions suivant les lois de la nature ; car les causes n'étant plus les mêmes, il est bien difficile que les effets soient parfaitement semblables.

En appliquant ce raisonnement à la muqueuse digestive enflammée, l'on verra que ses fonctions ne pourront se faire ; que les matières portées par la partie supérieure de ce conduit y éprouveront si peu de changement qu'elles seront rejetées au-dehors, dans un état à peu près semblable à celui qu'elles avaient à leur arrivée ; c'est-à-dire sous une forme toujours liquide et parfaitement pareille à celle que présente le dévoiement qui en est une suite nécessaire.

Nous concluons de tout ce que nous venons de dire, que notre cher maître a grandement raison de soutenir qu'il y a dévoiement toutes les fois qu'il y a inflammation sur la muqueuse intestinale : nous allons même plus loin, en disant qu'il n'en peut être autrement.

IIIᵉ QUESTION.

Est-il vrai que l'inflammation n'occupant que la muqueuse placée au-dessus des gros intestins , il y a constipation au lieu de dévoiement et de dyssenterie?

Monsieur le professeur ne pouvait répondre que par l'affirmative , cette question n'étant que l'expression de ses idées , il ne s'agit donc maintenant que de voir si l'on peut admettre cette solution : pour prouver que non , il suffit de rappeler que nous avons déjà démontré qu'aucune partie enflammée ne pouvait remplir ses fonctions : or, si les parties renfermées dans notre question ne peuvent exercer leurs fonctions lorsqu'elles sont atteintes d'inflammation , nous pouvons être certain qu'il n'y aura point de constipation ; car il faudrait supposer que les gros intestins pourraient les suppléer ; ce qui est impossible et opposé à toutes espèces de connaissances physiologiques.

Tout ce que nous pourrions dire pour appuyer cette vérité serait entièrement superflu , en ce que cela se trouve si évident qu'il y a conviction absolue ; au reste les questions suivantes se rapportant en grande partie à ce que nous y ajouterions, nous y renvoyons pour obtenir de nouveaux détails sur cette chose.

IVe QUESTION.

Le dévoiement, la diarrhée, la dyssenterie sont-ils le résultat de ce que l'inflammation empêche la muqueuse de remplir ses fonctions ?

Monsieur Broussais nous donna la satisfaction de le voir maintenir son opinion conforme à la nôtre, en résolvant cette question par l'affirmative : à la vérité il aurait été bien difficile de la résoudre autrement ; c'est pour cette raison que nous bornons là tout ce que nous pourrions dire de relatif à cette question.

V· QUESTION.

*Les facultés digestives du canal intestinal
ne peuvent-elles être lésées que d'une seule
manière, ainsi que le suppose votre système localisateur tout entier fondé sur des
inflammations locales ?*

Cette question est la première de celles que le
professeur Broussais ne pût lire ; cette impossibilité nous priva de savoir si ses idées se trouve-
raient en contradiction avec les nôtres comme
nous le pensions d'avance, en nous souvenant
qu'il regarde l'inflammation de la muqueuse
intestinale comme la cause de toutes les fièvres
essentielles, tandis que ces maladies présentent
deux états si différens qu'il ne s'agit que de les
examiner pour en démontrer l'existence.

Le premier de ces deux états se rapporte totalement à l'unique de notre adversaire, et se trouve
caractérisé par tous les symptômes qu'il nous
donne pour connaître une fièvre essentielle : ainsi
ce sont la figure crispée, la langue rouge, sèche
et pointue ; voilà la quantité de symptômes nécessaires pour décéler une gastro-entérite (si-

nonime Broussenien de fièvre essentielle) à l'auteur de la nouvelle médecine, et ceux que nous
rencontrons, en grande partie, nous-mêmes,
dans le premier de nos deux états, seulement
c'est que nous ne les avons jamais trouvés en si
petite quantité et concentrés d'une manière aussi
locale, toutes les fois qu'il s'agissait d'une vraie
fièvre essentielle ; de sorte que nous serions assez
porté à croire que l'auteur du nouveau système,
étant persuadé que toutes les fièvres essentielles
dépendent d'une gastro-entérite, confond une
maladie locale avec ces fièvres qui nous semblent
des affections générales ; au reste, ce n'est point ici
le moment de chercher à faire connaître la confu-
sion Broussenienne ; nous voulons et nous devons
avant tout, démontrer l'existence des deux états
tout-à-fait différens que nous avons émis plus haut.

Nous n'atteindrions qu'imparfaitement notre
but, si nous faisions notre tableau de comparaison avec le peu de symptômes mentionnés ci-
dessus ; c'est pour éviter cette insuffisance, et
rendre notre idée aussi claire que nous puissions
le faire, que nous allons exposer succintement
les symptômes d'une gastro entérite bien caractérisée et les comparer à ceux que nous trouvons
constamment dans les cas d'une fièvre muqueuse
simple.

Si cette comparaison nous donne une différence bien marquée au lieu d'une parfaite iden-
dité des symptômes, nous pourrons dire que
nos adversaires se trompent quand ils font dépendre toutes les fièvres essentielles d'une seule
et même cause (gastro-entérite).

Voyons donc les symptômes d'une gastro-
entérite bien décidée, et les comparons à ceux
d'une fièvre muqueuse bien caractérisée ; ceux
de la première sont une crispation générale de
la peau , surtout de la figure et du ventre ; douleur locale toujours sensible pour le malade et
souvent pour le médecin ; transpiration presque
toujours augmentée et donnant une humeur
gluante et froide ; la respiratiou plus lente et
moins étendue ; le pouls petit , serré , cilindré
et fréquent ; le plus souvent dévoiement ; urines
rares et foncées ; inappétence absolue ; soif très-
marquée ; muqueuse buccale, rouge-bleuâtre ,
sèche et souvent ridée sur la langue qui se trouve
elle même durcie dans sa totalité, plus amincie
et plus pointue à son extrémité.

Nous bornons là l'exposition de ces symptômes, nous les croyons suffisans pour arriver
à notre but : examinons maintenant dans le même
ordre les symptômes d'une fièvre muqueuse ,
nous verrons ensuite quelle analogie il y a entre

ces deux maladies. La fièvre muqueuse présente la peau molle, plus mince dans toute son étendue, particulièrement à la figure ; la douleur locale est constamment nulle pour le malade comme pour le médecin ; la transpiration est diminuée et fournit une humeur aqueuse et non gluante ; la respiration plus longue, plus lente et plus étendue qu'en santé ; le pouls est mou, large, gros et lent ; les déjections alvines assez fréquentes, molles et souvent liquides ; urines abondantes, pâles et bourbeuses ; point d'appétit ; soif nulle ; la muqueuse buccale molle et comme épanouie, surtout celle de la langue qui se trouve elle-même plus molle, plus large dans sa totalité, surtout vers sa pointe.

Voilà la comparaison que nous avions à faire finie sans que nous ayons trouvé la plus petite ressemblance entre les symptômes de ces deux maladies, quoique nous en ayons comparé une assez grande quantité pour rencontrer quelques points de contact s'il en existait : or, s'il est impossible de trouver la plus petite analogie entre ces deux maladies, comment se fait-il qu'on les confonde ? Il faut de toute nécessité convenir qu'on s'est mépris, en faisant dépendre toutes les fièvres d'une inflammation locale fixée sur la muqueuse intestinale ; que toutes au contraire

sont causées (comme nous l'avons dit plus haut)
par une altération générale dont la nature est
tellement opposée à l'inflammation pour une
partie de ces fièvres, qu'on peut voir que son
essence est la faiblesse, et qu'elle doit être rangée
parmi les maladies asténiques, puisqu'elle en
présente tous les caractères.

Nous sommes bien surpris qu'un grand obser-
vateur comme notre cher maître, ait commis
une telle erreur dans l'observation des maladies
qui présentent journellement le contraire de ce
qu'il avance ; nous ne pouvons attribuer une
telle faute qu'à un entêtement déplacé ; car il
n'est pas plus étonnant de voir la nature pêcher
par la faiblesse que par le trop de force : cette
chose ne se rencontre-t-elle pas dans toutes les
maladies de toutes les parties de notre organisation, et d'une manière bien marquée dans celles
qui font l'objet de notre question actuelle ?

En effet la gastro-entérite présente un sur-
croît local des forces vitales, aussi marqué qu'on
le trouve apparent dans toute l'organisation,
quand il s'agit d'une fièvre inflammatoire bien
simple ; l'on voit au contraire que certains em-
barras intestinaux présentent une faiblesse locale
aussi bien caractérisée qu'on la voit généralement
toutes les fois qu'il s'agit d'une fièvre muqueuse
isolée de toute complication.

Ces choses sont tellement marquées qu'il serait tout-à-fait hors-d'œuvre de chercher à prouver davantage l'existence de ces deux états, si différens qu'ils ne peuvent être confondus que par la plus mauvaise foi, ou par une ignorance complète.

Nous ne pouvons pas nous dispenser de dire deux mots sur la nature du traitement approprié à chaque fièvre essentielle ; parce qu'il en démontre non-seulement la différence, mais encore parce qu'il a l'avantage de nous faire connaître le bon effet qu'on retire des médicamens toutes les fois que leurs propriétés sont bien en rapport avec la nature de l'altération ; d'après cette nécessité d'accorder le mode d'action du médicament avec la nature de la maladie, l'on conçoit facilement qu'il faudra combattre l'exubérance de force existante dans la fièvre inflammatoire, par tous les moyens capables de les diminuer, tandis que dans la fièvre muqueuse, il faudra faire usage des médicamens propres à relever les forces vitales dont la diminution en fait le vrai caractère ; c'est précisément ce qu'on fait en donnant dans le premier cas les délayans, les rafraîchissans et en tenant le malade à une diète rigoureuse ; et dans le second, en employant les excitans, les toniques et un régime analeptique.

Laconcordance qu'on trouve entre la nature

du remède employé par tous les bons praticiens philosophes de nos jours, et la nature de ces deux espèces de maladies est si évidente qu'elle seule aurait dû empêcher de confondre ces affections.

Si la nature de notre travail nous permettait d'entrer dans de plus longs détails, nous trouverions dans l'action de l'émétique la solution de tout ce que nous venons d'avancer : en effet il possède toutes les qualités pour combattre efficacement la fièvre muqueuse et aucune de celles qui conviennent pour détruire la fièvre inflammatoire ; aussi voyons-nous qu'il guérit comme par enchantement la première et qu'il exaspère tellement la seconde que la mort en est souvent la suite.

Ceci démontre péremptoirement tous les accidens que doit entraîner la nouvelle doctrine, en faisant dépendre toutes les fièvres essentielles d'une même cause et en leur faisant appliquer, à toutes, le même traitement ; il n'y a nul doute que c'est de cette mauvaise conduite que dépendent, en grande partie, les altérations que nos adversaires nous disent rencontrer très-souvent dans le canal intestinal de ceux qui succombent à ces maladies.

Ce que nous venons de dire prouve la véracité

de ce principe, que dans la plus grande partie des maladies, il ne s'agit que d'en bien étudier la nature pour savoir si elle pêche par le trop ou par le trop peu de forces vitales, attendu que le traitement se réduit à lui en ôter ou à lui en ajouter une quantité bien proportionnée à celle qui l'opprime ou à celle qui lui manque.

Si l'on réfléchit bien sérieusement au principe que nous venons d'avancer sur la nécessité d'accorder la nature du mal et l'effet du remède, l'on reconnaîtra que l'artiste semble voir l'essence de l'altération et la manière d'agir du médicament qu'il emploie ; que le médecin probe serait satisfait et [la société heureuse, s'il était possible de marcher aussi clairement dans toutes les affections humaines, que nous l'avons fait pour les deux exemples ci-dessus.

Après avoir prouvé que la muqueuse digestive présente deux états différens et tout-à-fait conformes à la nature des fièvres auxquelles ils se rapportent, nous ne pouvons nous dispenser de dire qu'il nous paraît qu'on a mal connu la vraie nature des fièvres essentielles ; nous convenons cependant que les auteurs philosophes de nos jours se sont moins égarés, en les rapportant à l'altération plus ou moins étendue d'un système, que ne l'a fait l'auteur de la nouvelle doctrine, lorsqu'il les rapporte toutes à une inflammation de la muqueuse digestive ; les premiers nous paraissent s'être trompés de deux manières : 1° en ne disant pas de quelle nature était l'altération qu'ils reconnaissaient sur tel ou tel système et ses annexes ; 2° en supposant que cette affection n'existait que dans une seule portion de l'économie.

Le second s'est égaré, 1.° sur la nature de la cause qu'il regarde toujours comme inflammatoire, tandis qu'elle est souvent atonique ; 2.° en la plaçant constamment dans la muqueuse intestinale, quand elle se trouve toujours dans toute l'organisation ; enfin cette dernière expose aux plus grands accidens, par le mauvais traitement qu'elle détermine à mettre en usage.

Les premiers évitent ces malheurs, en employant les moyens que leur expérience et leurs observations leur ont démontrés les plus efficaces pour traiter ces maladies avec succès : il est même certain que ces derniers auraient beaucoup approché de la perfection, s'ils avaient aussi bien connu la cause de ces fièvres qu'ils en connaissaient le traitement.

Nous répondrons au système de nouvelle date, qu'il n'y a aucun doute qu'il existe de la fièvre toutes les fois que la muqueuse intestinale est atteinte d'une inflammation un peu forte ; mais nous prions son auteur d'observer que cela n'autorise pas à regarder toutes les fièvres essentielles comme une dépendance de cette phlogose locale ; que nous la regardons au contraire d'une nature tout-à-fait semblable, par son essence, à celle qu'on remarque toutes les fois que l'inflammation siège sur une partie isolée, à part les nuances qu'y apporte l'organisation particulière de la partie malade.

Ayant démontré qu'on s'est trompé jusqu'à ce jour sur la vraie cause des fièvres essentielles, il nous reste à faire connaître l'opinion que nous avons conçue à cet égard.

Nous regardons les fièvres essentielles comme le résultat d'une cause morbide qui agit sur toute l'organisation à la fois, et y produit deux espèces de maladies entièrement différentes, dont les unes sont caractérisées par une augmentation de force ; telles sont les fièvres inflammatoires ; les autres sont constituées par un état de faiblesse générale bien sensible ; telles sont les fièvres muqueuses : d'où nous concluons qu'il ne faut point regarder les altérations d'une partie ou de tout un système, comme la cause du mal général, mais bien comme un effet de ce dernier. Si l'on veut se convaincre

de ce que nous avançons, que l'on examine atten-
tivement ce qui se passe dans toute l'organisation, avant le développemeut des fièvees essentielles ; alors l'on reconnaîtra toujours un mal-
aise uniformément répandu sur toutes les parties
du corps, et plus ou moins fort, suivant la nature de la fièvre ; le mal-aise dégénère bientôt
en une affection générale, qui constitue les
fièvres essentielles, et les différencie sensible-
ment des fièvres causées par une affection locale.

Ces fièvres essentielles, ou altérations générales, une fois bien établies, se termineront
nécessairement par l'une des trois manières
suivantes : ou le mal continuera d'augmenter
jusqu'à la mort, ou il n'augmentera que jusqu'au
point nécessaire pour se terminer par la résolution ; ou enfin il augmentera plus ou moins,
pour se fixer sur une partie isolée, et constituer une maladie locale.

Il ne sera pas inutile de dire comment la
cause morbide produit les fièvres essentielles,
et de quelle manière ces fièvres se compliquent
ou dégénèrent en une affection locale. Pour bien
comprendre ceci, il faut savoir que la cause
morbide peut agir sur toute l'organisation à la
fois, ou sur une partie seulement ; dans le pre-

mier cas, l'affection qui s'en suivra constamment, et qui constitue les fièvres essentielles , peut se terminer de l'une des trois manières exposées plus haut ; dans le second cas, le mal local qui s'en suit, et qui constitue les fièvres symptomatiques , pourra conserver sa nature jusqu'à sa terminaison , ou dégénérer en une maladie de tout l'organisme.

Pour rendre toutes ces mutations intelligibles, nous allons donner quelques explications indispensables : ainsi nous dirons qu'une affection générale exige, pour la conservation de sa nature primitive , que toutes les parties de l'organisation agissent en proportion de l'utilité de leurs fonctions pour la conservation de la santé, afin de fournir à la nature le moyen de combattre efficacement l'agresseur qui la compromet d'autant plus qu'il agit sur toutes ses parties ; mais cet état demande un travail si compliqué et si pénible de la part du principe vital, qu'il est presque impossible qu'il maintiennne les choses dans cette première situation ; aussi voyons-nous rarement une fièvre essentielle parcourir toute sa durée sans se compliquer ou dégénérer en une affection locale , dont le ré-résultat est généralement si avantageux dans la plupart des cas , qu'il n'arriverait pas par la

bienveillance de la nature, que l'art le déter-
minerait dans le plus grand nombre de ces maladies générales.

Les changemens que nous venons de men-
tionner, nous paraissent pouvoir s'effectuer de
deux manières, qu'on concevra facilement, si
l'on remarque que l'action vitale agit continuellement, dans l'intention de conserver l'être
confié à sa prudence, et qu'elle cherche parconséquent à détruire tout ce qui l'affecte ou
la compromet plus ou moins directement, en
agissant d'autant plus promptement qu'elle se
trouve plus compromise ; c'est précisément
parce que les fièvres essentielles agissent sur
toute l'économie et compromettent beaucoup
l'existence, que la nature emploie tous ses
moyens pour chasser la cause morbide , par
un des émonctoires susceptibles de la trans-
mettre au dehors , comme nous le voyons journellement dans les évacuations critiques ; mais
il lui arrive qu'au lieu de chasser la matière
délétère par cette voie facile et heureuse, elle
la fixe sur une partie quelconque de l'économie,
où elle peut produire une multitude d'effets ;
puisqu'elle pourra s'y terminer de toutes les
manières comprises depuis la simple résolution
jusqu'à la mort, de sorte qu'on peut regarder

cette métastase comme très-heureuse; quand elle se fait sur une partie si peu importante, que l'être peut se conserver sans son action.

Cette términaison et cette dégénération d'une fièvre essentielle s'est faite, comme l'on voit, par l'action conservatrice de la force vitale; mais nous croyons qu'elle peut encore se faire de la manière suivante : supposons que pendant le temps que la cause morbide agit également sur toutes les parties du corps, et exige de chacune d'elles une réaction proportionnée à leurs qualités particulières, il s'en trouve une qui, par une cause quelconque, ne puisse fournir sa cote-part dans la réaction générale, il s'ensuivra bien sûrement que la cause morbide se concentrera sur elle, et constituëra encore une affection locale qui succédera à la maladie générale, et éprouvera tous les effets attachés à la locale : n'est-ce pas là la vraie raison qui détermine l'action des causes morbides et les metastases des maladies à se faire de préférence sur des organes, dont l'organisation et les propriétés vitales ont été plus ou moins altérées par des maladies antérieures? L'observation nous démontre toujours l'affirmative de cette supposition ; de sorte que nous ne nous étendrons pas davantage sur ce point. Pour terminer tout ce qui y a rapport, nous disons que nous avons démontré que les fièvres essentielles peuvent dégénérer en maladie locales de deux manières, ou se terminer sans changer leur caractère primitif.

Il nous reste maintenant à démontrer qu'une affection locale, dans son origine, peut devenir une maladie de toute l'organisation. L'existence d'une affection locale primitive étant connue de tous les praticiens, nous nous dispenserons d'en parler, pour passer de suite à sa dégénéressence en maladie générale. Pour faciliter la conception de ce changement, il faut savoir qu'une affection locale demande d'autant plus d'action de la part des autres parties, que sa nature est d'un caractère plus grave, et la partie atteinte, d'une plus grande utilité pour l'exercice de toutes les fonctions de l'économie : ce secours mutuel de toutes les parties de l'organisation pour secourir celle qui se trouve affectée, diminuant graduellement leurs forces, les rendra malades elles-mêmes, dans un temps dont la longueur sera proportionnée à la nature de l'affection locale, et au rôle que joue l'organe malade dans l'accomplissement des fonctions vitales.

On prouve évidemment que toutes les fois

qu'un organe important sera atteint d'une affection grave et longue, qui se termine souvent
par la mort, elle agira si fortement sur toutes
les autres parties de l'organisation hors d'état de
continuer leur contribution particulière, qu'elle
entraînera une mort qui ne sera pas réellement
l'effet direct de la maladie locale, mais bien celui de la succession morbide générale ; c'est ainsi
que l'on voit se terminer toutes les affections
chroniques des organes indispensables à l'exercice des fonctions vitales ; telles sont celles des
poumons, du mésentère, du cœur, du foie, et
d'une infinité d'autres dont l'énumération serait
trop longue.

Tout ce que nous avons dit au sujet des fièvres
essentielles, fera connaître, nous l'espérons,
comment elles naisent, se terminent ou dégénèrent en une maladie locale, pour finir par
toutes les terminaisons attachées à cette dernière.

Si la nature de notre travail ne nous com-
mandait de nous écarter le moins possible du
sujet que nous avons à traiter, nous démontrerions que les organes sont d'autant plus expo-
sés à devenir la victime de la dégénéressence
des fièvres essentielles ou de l'action directe de
la cause morbide, que leurs fonctions sont plus

essentielles à la vie ; que leur sensibilité est plus développée, que leurs fonctions exigent le contact d'une plus grande quantité de corps extérieurs ; que leur situation est plus ou moins à portée des causes morbides, et enfin une infinité d'autres causes que nous ne pouvons rapporter ici.

Nous terminons à regret une question qui présente une grande quantité d'idées dont on ne s'est point encore occupé ou dont on ne s'est occupé que d'une manière tout-à-fait incomplète ; ainsi nous ferions voir qu'il n'existe réellement que deux espèces de fièvres essentielles primitives, dont l'une a pour principal caractère l'augmentation des forces vitales, et l'autre une diminution de ces mêmes facultés,

VIIe. QUESTION.

D'après les faits ci-dessus, n'est-il pas vrai que les substances introduites dans le canal intestinal, arriveront dans les gros intestins avant que d'avoir subi les altérations ordinaires?

M. le professeur Broussais ne garda le silence sur cette question, qu'en ce qu'elle est opposée à son systême, et non par la difficulté de sa solution qui est très-facile à donner, en rappelant qu'il a été prouvé par les questions précédentes, et cela du consentement de notre cher maître, que l'inflammation empêchait les fonctions de la partie qu'elle saisissait ; d'après cela ne peut-on pas assurer que la partie supérieure du canal intestinal qui fait l'objet de notre question, se trouvant enflammée, ne pourra digérer les substances qu'on y introduira, et qu'elles passeront nécessairement dans les gros intestins, sous une forme tout-à-fait indigeste ? cette conséquence est si vraie, si claire et si facile à entendre qu'elle nous donne une nouvelle preuve de la mauvaise volonté employée par notre adversaire pour résoudre nos questions. Comment expliquer une conduite aussi injuste, si on ne l'attribue pas à la confiance aveugle qu'il a dans son système ? Nous sommes tellement persuadé de l'affirmative que nous nous serions abstenu d'en dire un mot, s'il n'importait pas aux plus hauts intérêts de nos semblables de les prémunir contre les atteintes d'une hypocrisie très-rafinée.

VIIIe QUESTION.

N'est-il pas vrai que ces substances mal digérées devront éprouver dans les gros intestins des préparations suffisantes, pour en permettre l'absorption de la plus grande partie et réduire le reste à l'état où les présente la constipation qui en est la suite?

M. le professeur Broussais ne pouvait résoudre cette question par l'affirmative, quoiqu'elle soit la seule qu'on puisse raisonnablement donner, sans prouver que le silence qu'il a gardé est une vraie réticence employée à dessein d'obvier de compromettre son opinion ; attendu que tout ce qu'il aurait pu dire aurait été opposé à la vérité et nous aurait parconséquent fourni de nouvelles armes pour le combattre ; il ne pouvait éviter ee malheur qu'en convenant de sa méprise ; mais, comme nous l'avons déjà dit , il est trop coiffé de son systême et le croit basé sur des choses trop vraies , pour convenir de la plus petite chose susceptible d'y porter atteinte.

Pour prouver que l'affirmative que nous venons d'émettre est la seule réponse qu'on puisse donner, il suffit de rappeler que les solutions des questions précédentes prouvent clairement que les alimens arrivent dans les gros intestins sous une forme indigeste ; d'après cela, l'opinion Broussenienne n'est admissible qu'autant qu'on pourrait croire que ces substances éprouveront dans les gros intestins des préparations suffisantes, pour suppléer à l'action des parties supérieures et capables de les mettre en état de servir aux fonctions des gros intestins ; cette supposition se trouvant contre toute espèce de raison , il s'en suit qu'on doit nécessairement admettre que ces matières seront rejetées au dehors dans un état indigeste et liquide : car il est impossible que l'aliment qui n'a point subi les effets de la digestion , prenne les qualités que présentent les matières rendues par la constipation ; toutes ces choses sont si bien prouvées par la physiologie qu'il serait inutile d'exposer aucune preuve du millier qu'on pourrait donner.

Au reste, serait-il possible de soutenir un tel principe, quand on sait que toute la digestion se fait dans l'estomac et le duodénum, et que tout le travail du reste de ce conduit, n'est qu'un complément qui ne pourrait nullement s'effectuer sans l'action des deux premiers organes de la digestion, en y comprenant ce qui se passe dans les viscères abdominaux. Il serait fastidieux de prolonger davantage l'examen de cette question, vu qu'il n'y a pas un physiologiste de quelques mois qui n'en soit entièrement convaincu.

IXe QUESTION.

Les propriétés que la dernière proposition suppose dans la muqueuse des gros intestins, ne sont-elles pas démontrées impossibles par l'expérience et l'observation : en effet n'arrive-t-il pas tous les jours des cas où il est impossible de faire absorber des alimens appropriés à eette muqueuse, en quantité suffisante pour conserver l'existence du sujet?

M. le professeur Broussais resta pour cette question aussi silencieux qu'il l'avait été pour les deux précédentes ; ce qui devait être, sa nature étant la même que la leur.

Notre cher maître a suivi la marche prescrite par la nature de son système, admettant ici des choses contre nature, qu'on reconnaîtra facilement comme telle, si l'on fait attention qu'il voudrait nous faire croire que la digestion n'éprouvera aucune altération, quoique l'estomac et le duodénum ne puissent exercer leur action sur les alimens ; de sorte qu'on pourrait penser qu'un homme peut exister sans ces parties.

Des raisonnemens de cette nature sont trop

absurdes pour mériter une réponse, et prouve si visiblement l'affirmative de notre question que nous n'étendrons pas davantage sa solution.

Nous répondrons d'avance à une objection qu'on ne manquera pas de nous faire, en nous disant qu'il arrive tous les jours que des lavemens portés dans les gros intestins, s'y trouvent très-bien absorbés ; nous en convenons très-volontiers, et nous nous en servirons pour appuyer notre opinion, en faisant observer que si des substances depourvues de principes nutritifs se trouvent facilement absorbées dans les gros intestins, et qu'une substance pourvue de ces principes ne puisse l'être en quantité suffisante pour sustenter l'animal et surtout l'homme, il faudra de toute nécessité en conclure que l'action des parties placées au-dessus des gros intestins est indispensable pour donner aux substances alimentaires les qualités propres à nourrir l'être ; cela ne nous permet-il pas de dire que l'estomac, le duodénum, les intestins grêles et tout ce qui les précède donnent aux substances nutritives un commencement de vie nécessaire pour recevoir les préparations suivantes, destinées à lui augmenter graduellement cette vivification jusqu'à ce qu'elle ait été suffisamment ennoblie pour subir la transubstantiation ?

Xᵉ. QUESTION.

Ne sera-t-il pas vrai que les alimens n'ayant pas éprouvé les préparations de la partie supérieure du canal alimentaire , devront plutôt constituer une cause d'irritation assez forte pour enflammer la muqueuse des gros intestins, que de lui donner la faculté de remplir une fonction toute différente de celle qu'elle remplit quand ce canal ne présente aucune altération ?

M. le professeur Broussais ne pouvait résoudre cette question par l'affirmative , sans nous donner la certitude de son erreur ; il ne pouvait la résoudre par la négative, sans nous fournir des moyens de succès ; parce que tout ce qu'il aurait pu dire dans ce dernier cas, n'aurait pu être basé que sur un raisonnement destiné à prouver l'impossible. **En effet**, comment pourrait-on soutenir que des alimens parvenus dans les gros intestins, sans avoir éprouvé l'influence des parties qui les précèdent, et dont les fonctions ne peuvent être suppléées par celles des viscères où ces matières sont contenues, ne détermineront pas sur la muqueuse des gros intestins une irritation tout-à-fait semblable à celle que ferait un corps étranger qui peut leur être comparé sous tous les rapports? Il nous paraît impossible de réfuter l'affirmative de cette proposition, et d'admettre comme conséquence que ces substances irriteront assez fortement la muqueuse des gros intestins, pour y produire l'un des deux effets suivans, ou l'irritation sera assez forte pour produire non-seulement l'évacuation des matières, mais encore l'inflammation de cette partie, ou elle n'aura que la force de produire une irritation capable de causer l'évacuation des substances irritantes, de la même manière que font les purgatifs, en ne laissant après elle qu'une irritation si faible qu'elle disparaît bientôt après l'évacuation de ces matières.

Tout ce que nous venons d'examiner prouve sans réplique que les substances alimentaires que notre question suppose arrivées dans les gros intestins, sans avoir éprouvé l'action des parties qui les précèdent, causeront sur la muqueuse des gros intestins une irritation assez forte, au moins, pour causer l'expulsion des matières au dehors. Tout cela se trouve parfaitement conforme à ce qui se passe dans les indigestions stomacales, où nous voyons constamment l'évacuation des matières qui la produisent sans suites

fâcheuses, tandis que nous observons assez souvent que ces matières n'étant point rendues, ou
ne l'étant qu'avec beaucoup de peines, elles
laissent après elles une inflammation qui devient
quelquefois très-dangereuse. Comme on donne
le nom d'indigestion stomacale à cette dernière,
nous donnerons par analogie d'action, celui
d'indigestion intestinale à la première.

Nous nous résumons sur la plus grande partie
de tout ce que nous avons dit jusqu'ici, en disant
que l'inflammation exalte les propriétés vitales
d'une manière anomale; qu'elle empêche les
fonctions de la partie affectée de se faire natu-
rellement; qu'elle cause le dévoiement quand
elle siège sur la muqueuse des gros intestins;
qu'elle le cause également quand elle a son siége
sur les parties placées au-dessus de ces derniers;
qu'enfin les substances arrivées dans les gros
intestins, sans avoir subi les préparations des
parties placées au-dessus d'eux, ne peuvent y
éprouver des préparations capables de suppléer
au défaut de ces derniers, ni par conséquent
être expulsées au dehors, avec les qualités que
présentent les matières fournies par la constipation, mais bien celles que nous présentent les
matières rendues par le devoiement, qui nous
semble devoir toujours exister lorsque les ali-

mens sont portés dans les gros intestins sous une forme indigeste ; d'où il s'en suit que notre cher maître a dit quelques vérités et beaucoup de mensonges, lorsqu'il a avancé toutes les choses examinées jusqu'à ce moment : nous pouvons même dire d'avance qu'il en est de même pour tout ce qui nous reste à examiner dans les solutions des questions dont nous ne nous sommes point encore occupé ; nous aurions retardé ce résumé jusqu'à la fin de notre travail, mais nous croyons que c'est ici sa place, parce qu'il se trouve à la suite de tous les effets que produit la substance alimentaire, tant qu'elle est contenue dans le canal intestinal ; tandis que les questions qui nous restent à voir ne se rapportent qu'à quelques phénomènes particuliers, qui sont tout-à-fait isolés des premiers.

VIIe. QUESTION.

Comment peut-on accorder les changemens qu'éprouve la digestion dans les cas ci-dessus, avec l'augmentation d'embonpoint que vous dites pouvoir exister chez les personnes atteintes de gastro-entérite aiguë, surtout de chronique ?

M. le professeur Broussais répondit à cette question par le parjure, en disant que nous avancions des choses qu'il n'avait point dites : Son observation serait très-juste, s'il prétendait que nous n'avons pas rapporté ses propres paroles : s'il se fondait sur cette chose, nous lui dirions qu'il a tort ; attendu qu'en matière de cette nature, il ne sagit point des paroles, mais bien du sens que les idées de l'auteur ont donné à son discours. Or, nous soutenons que nous avons si bien rapporté le sien, que nous le prouverons en rapportant ses propres expressions ; savoir *qu'une gastro-entérite peut exister des mois., même des années, sans troubler les fonctions digestives ;* nous sommes persuadé que notre cher maître ne dira pas que ces mots ne sont pas les siens, il lui reste encore trop de

justice pour le faire ; au reste , quand il agi-
rait de la sorte , nous lui démontrerions sa
mauvaise foi par le témoignage de ses audi-
teurs, qui sont trop amis de la vérité pour se
refuser d'avouer devant tous ceux qui voudraient l'entendre , qu'ils ont entendu dire
au professeur Broussais ce que nous venons de
rapporter plus haut, et en tirer cette conséquence très-juste : *que les personnes atteintes
de pareilles maladies pouvaient non-seulement conserver leur embonpoint, mais encore
le voir augmenter comme s'ils n'avaient aucune altération dans le canal intestinal !*

Comme l'on voit, il nous a été bien facile de
combattre la dénégation de notre cher maître :
eh bien, il nous sera aussi facile de prouver qu'il
est impossible qu'une personne atteinte d'une
gastro-entérite puisse conserver son embonpoint :
il nous suffira pour cela de rappeler que l'inflammation empêche les fonctions des parties
qu'elle saisit ; d'après cela elle ne manquera pas
de détruire la digestion toutes les fois qu'elle
siégera sur la muqueuse intestinale : d'ailleurs
nous avons prouvé tout cela par les questions
précédentes ; nous ajouterons seulement qu'il
nous paraît tout-à-fait déplacé de penser qu'une
personne pourra s'engraisser quoique sa diges-

tion se fasse très-mal. N'est-il pas évident que l'accumulation d'une bonne graisse suppose impérieusement que la digestion se fait suivant les lois de la nature.

Nous soumettons maintenant la chose au jugement de nos lecteurs, pour savoir lequel est le plus **véridique** de nous deux dans sa narration.

Il serait possible qu'on nous objectât qu'on n'avait point eu l'intention de parler de la gastro-entérite aiguë, comme nous le faisions dans notre question : une telle objection ne pourrait nous être faite que par ceux qui ne connaissent point la nouvelle théorie ; alors pour leur faire connaître leur erreur, nous les prévenons que l'auteur de la nouvelle médecine rejette les mots aigu et chronique comme des mots surrannés et vuides de sens, pour leur substituer les mots fort et faible, qu'il regarde comme bien plus propres à faire connaître la nature de l'altération survenue dans la partie malade.

M. Broussais donne le premier nom à toutes les inflammations assez fortes pour déranger les fonctions de la partie affectée, d'une manière toujours sensible pour le malade et souvent pour le médecin, et il applique le second nom à toutes les inflammations qui dérangent si peu les fonctions que le malade s'en aperçoit à peine et que le médecin ne peut les reconnaître.

Avant de voir si une telle théorie a quelques avantages sur l'ancienne, nous croyons devoir dire que son auteur ne compte pour rien le temps que cette inflammation a duré ; de sorte qu'il regarde aussi bien comme faibles celles qui existent depuis des années, comme celles qui n'existent que depuis quelques heures.

Après avoir donné cette courte explication, tout-à-fait indispensable pour éclairer ceux qui ne sont point au courant des idées Brousseniennes, nous reprenons l'examen de la métamorphose des noms aigu et chronique en ceux de fort et faible. Il nous sera facile de prouver que cette substitution de noms est d'une très-mauvaise invention ; pour cela nous n'avons qu'à porter notre attention sur les effets que l'inflammation produit dans les parties qu'elle atteint ; nous verrons que son premier effet consiste à troubler d'abord les fonctions de cette partie, et en atteindre ensuite l'organisation d'une manière d'autant plus marquée que la cause morbide sera plus délétère et aura agi plus long-temps sur la partie altérée ; d'où il s'ensuit qu'une partie quelconque ne pourra supporter l'inflamamtion pendant un temps même assez court, sans être altérée dans son organisation, qui reste probablement intacte durant les premiers jours, et se trouve certainement atteinte dans tous les cas, avant que la maladie ait des années d'existence : dans le premier cas, il nous semble qu'il n'y a que les fonctions d'altérées, tandis que dans le second, il y a en sus altération plus ou moins marquée dans l'organisation : tout cela permet de voir que l'ancienne méthode vaut beaucoup mieux que la nouvelle ; parce qu'elle permet, en quelque sorte, de calculer sa gravité et la nature du mal sur le temps qu'elle a existée dans la partie.

Pour mieux se convaincre de tout ce que nous venons d'exposer, comparons chacun des anciens noms à son correspondant de la nouvelle théorie, en y attachant l'idée précise qu'on doit y attacher ; nous verrons que les mots aigu et fort pourraient bien être considérés comme sinonimes, s'il ne sagissait de considérer que les symptômes présentés par la maladie ; mais le médecin doit avoir une autre considération très-importante à ses succès et aux intérêts du malade, il doit savoir, s'il est possible, quels sont les changemens survenus dans l'organisation de la partie depuis le moment que la maladie existe ; en considérant le mal sous le rapport que l'auteur attache au mot fort, l'on n'acquerra jamais cette connaissance, puisque l'on confondra une maladie de deux ans avec une autre de deux jours ; au contraire, en l'étudiant d'après le sens attaché au nom chronique, on saura que si la maladie ne date que de deux jours, il ne pourra généralement y avoir de lésion organique, tandis qu'il y en aura assurément si elle a deux ans d'existence. Ainsi ces deux noms ne peuvent point se suppléer pour faire connaître la vraie nature d'un inflammation et surtout ses dangers.

Si les noms aigu et fort nous présentent quelques difficultés pour reconnaître la vraie nature de l'affection par le tableau qu'ils nous présentent, il n'en sera point de même pour les noms chronique et faible, parce que le premier nous présente un tableau qui nous fait connaître que la maladie n'a perdu son intensité qu'aux dépens d'une partie de l'organisation primitive de la partie affectée, ou au moins de la perte de la plus grande partie de son mode d'action naturelle, pour en reprendre un nouveau qui, avec le temps, lui fera exercer ses fonctions sous l'empire de ces nouveaux agens, de manière à conserver sa vie et à fournir convenablement sa cote-part pour la conservation de l'être tout entier.

Le second, où le nom faible, considéré dans le sens de son auteur, pourrait bien convenir à certaines, puisqu'on le donne à celles qui sont devenues faibles par leur longue existence ; mais ce n'est point sous ce rapport que le professeur Broussais le considère ; il ne lui donne d'autre valeur que celle qu'il peut nous présenter par les symptômes qui nous le décèlent ; de sorte qu'on ne fait attention qu'au trouble survenu dans les fonctions et nullement à l'altération existante dans l'organisation de la partie malade. Si l'idée de notre adversaire n'était pas ainsi, il ne regarderait pas comme analogue une maladie de quelques heures d'existence et celle qui dure depuis des années, tandis qu'il doit le faire en la considérant sous le rapport que nous sommes forcés de lui supposer d'après la nature des noms de sa propre classification. La physiologie nous apprend que les propriétés vitales ne peuvent être lésées, sans entraîner le dérangement des fonctions de la partie où cela arrive ; que les fonctions ne peuvent être long-temps dérangées sans atteindre l'organisation de la partie ; nous dirons seulement en terminant la solution de cette question, que la difficulté de guérir les maladies chroniques est tellement vraie qu'il faut constamment employer des moyens révulsifs d'autant plus actifs, et d'autant plus long temps que, l'affection datant de plus loin, elle aura atteint plus profondément l'organisation ; d'ailleurs cette conduite n'est-elle pas calquée sur l'essence du mal et sur les vrais principes physiologiques ? Sans doute qu'on ne pourra pas le nier quand on saura que les altérations survenues dans les propriétés vitales, dans les fonctions et dans l'organisation de la partie malade, sont le résultat de l'action de la cause morbide qui agit sur elle et continuera d'y agir tant qu'on ne sera pas parvenu à la détruire, ou à en détourner l'action de cette partie pour la porter sur une autre, pendant un temps assez long pour permettre à la première de recouvrer son état primitif (s'il est encore possible), ou au moins un état qui lui permette d'exercer ses fonctions assez exactement pour fournir sa cote-part, non seulement pour sa conservation, mais pour l'exercice des fonctions générales destinées à maintenir l'existence de l'être tout entier : Ainsi que l'on ne soit donc plus surpris de la longueur du traitement pour guérir les maladies chroniques.

Il serait possible qu'on nous fît une objection bien pointilleuse, en nous demandant comment distinguer chacun des états que nous avons admis ci-dessus ; sans doute que la chose est bien difficile , surtout quand on veut le faire au moment où l'inflammation aiguë passe à l'état chronique ; mais l'on surmontera cette difficulté et l'on parviendra à une connaissance à peu près certaine sur la nature du mal , si l'on examine avec attention le mode d'action des fonctions de la partie malade , la marche plus ou moins rapide de la maladie, l'exaltation plus ou moins grande des propriétés vitales , enfin le temps qu'elle a existé ; par tous ces moyens le praticien physiologiste se trompera rarement : au reste , cela arriverait dans le temps que nous avons supposé qu'il n'en résulterait pas un grand malheur pour le malade; parce qu'à cette époque l'altération organique est si peu avancée que les mêmes moyens peuvent être employés sans craindre d'aggraver beaucoup la maladie.

Nous aurions encore bien des choses à dire sur cette question, si nous voulions examiner la similitude qu'on trouve presque toujours entre la nature du mal et celle des moyens qu'on emploie avec succès pour le combattre; mais ces details nous conduiraient trop loin et sont inutiles au but de notre question, dont nous croyons avoir donné une solution suffisante pour prouver qu'il est impossible d'admettre qu'une personne atteinte de gastro-entérite puisse prendre de l'embonpoint ; qu'il nous semble tout à fait déplacé de soutenir de telles idées ; enfin qu'il est entièrement contre l'intérêt du malade et la gloire de l'art de substituer les noms fort et faible à ceux d'aigu et chronique.

XIIe QUESTION.

Enfin est-il possible qu'une partie aussi sensible que la muqueuse intestinale soit assez irritée pour causer des inflammations de sympathies d'irritations , sans présenter une douleur assez forte pour être perçue par le malade et reconnue par le médecin?

Monsieur le professeur Broussais nous dédomagea de la peine que son silence sur les autres questions nous avait causé, en résolvant celle-ci avec un air de grande satisfaction : nous avouons que nous partageâmes volontiers son plaisir ; car nous croyons avoir autant de raison que lui d'être satisfait de la nature de notre question. Pour savoir si sa jovialité était bien fondée et lequel devra rire le dernier, il faut voir si ce qu'il a dit à cet égard peut lui permettre de tant se rejouir au détriment de ses adversaires : il nous a dit *que c'était cette douleur locale qui constituait la cause de toute la discorde existante entre lui et les anciens médecins; parce que ces derniers ne veulent pas croire qu'une gastro-entérite peut exister sans causer une douleur locale sensible, au moins, pour le malade ; la chose est pourtant bien évidente et bien facile à reconnaître par les dérangemens survenus dans l'état et les fonctions des parties exposées à nos sens, et particulièrement par l'autopsie de ceux qui succombent à ces espèces de maladies.*

Nous rejetons tout à fait l'existence des symptômes qu'on dit susceptibles d'être recueillis par nos sens; parce que nous avons prouvé dans un autre endroit que non-seulement on ne les trouvait point, mais qu'à leurs places on en voyait qui leur étaient entièrement opposés.

Quant aux symptômes observés après la mort, ils nous paraissent d'une bien faible importance, lorsqu'aucun indice extérieur ne nous en décèle l'existence.

L'absence absolue des symptômes extérieurs énoncés par nos adversaires, pour conaître toutes les maladies qu'ils regardent comme des gastro-entérites, nous confirme qu'il ne peut y avoir d'inflammation intestinale sans douleurs locales sensibles pour le malade ; que nos confrères se sont totalement mépris sur la nature de l'affection, et qu'enfin les altérations qu'ils trouvent dans le canal intestinal, nous semblent être le résultat de l'emploi des médicamens intempestifs qui ont concentré l'action de la cause morbide sur cette partie, et ont constitué une affection locale d'une nature toute opposée à ce qu'elle était dans le premier moment.

Nous ne pouvons terminer cette question sans répondre aux expressions suivantes du docteur Broussais : *c'est cependant cette malheureuse douleur locale*, dit-il, *qui trouble le cerveau de tous les médecins acharnés contre notre système.* Pour démontrer la fausseté d'une telle opinion, il nous suffira de rappeler que nous n'avons point réfuté ses idées par l'absence de la douleur locale seulement, mais bien parceque nous ne trouvons aucuns des symptômes qu'il nous donne pour reconnaître certaines fièvres essentielles qu'il fait dépendre d'une gastro-entérite, de sorte que nous avous l'honneur de lui dire qu'il nous présente des choses vraies au lieu de fausses ; nous tâcherons de lui prouver que nos cerveaux, sans être aussi bons que le sien,

savent discerner le juste de l'injuste ; au reste,
laissons de côté l'injure que nous détestons,
pour soumettre au jugement des hommes véridiques le soin de prononcer de quel côté se
trouve l'anomalie intellectuelle.

XIII°. QUESTION.

---

*Quels sont les changemens qui arrivent à la
sécrétion séreuse pendant les vingt-quatre
premières heures de la péritonite ?*

Monsieur le professeur Broussais ayant résolu, en grande partie, ces deux dernières
questions en notre absence, nous réduit à dis-
cuter son opinion d'après ce qui nous a été
rapporté par notre cher confrère M. le Masurier,
qui était présent à cette discussion.

Notre cher maître répondit (d'après notre
ami, qu'on trouvait une bonne solution de
notre question dans la physiologie du célèbre
professeur Richerand ; nous accueillons très-volontiers cette réponse, parce que nous sommes
certains que ce grand physiologiste connaît trop
bien le mode d'action de chacue de nos parties,

pour donner une mauvaise explication des changemens que l'inflammation y détermine ; nous
en sommes si persuadés que nous renverrions
nos lecteurs à son savant ouvrage , sans l'envie
que nous avons de ne point déroger à nôtre but ,
consistant à examiner par nous-mêmes chacune
de nos questions , dans l'intention seulement de
faire connaître notre opinion personnelle et non
dans la folle prétention d'égaler ceux que nous
régardons avec un sensible plaisir comme nos
maîtres , nos guides et les vrais foyers de la
science ; nous ajouterons que nous sommes encore
porté à cette conduite par le désir que nous
avons d'étudier minutieusement la nature malade,
comme nous l'avons fait dans son état de santé.

Pour accomplir notre dessein , nous examine-
rons ce qui se passe dans une pleurésie , maladie si connue de nos jours , que l'élève d'un an
d'étude la distingue facilement de toutes les
autres maladies ; il ne s'agit donc pour résoudre cette question , que de voir les effets de l'inflammation pleurétique.

Pour arriver clairement à ce terme , nous
croyons devoir diviser ses effets en trois classes
différentes : dans la première nous plaçons l'in-
flamation , tellement vive , que la sécrétion ha-
bituelle se trouve suprimée et les plèvres mises

dans un contact si immédiat qu'elles s'adhèrent dans une étendue plus ou moins grande ; dans la seconde , se trouve l'inflammation d'un caractère moins intense qui n'emporte qu'une diminution plus ou moins grande dans la sécrétion , une altération plus ou moins marquée dans l'humeur sécrétée ; enfin , une absorption moins abondante , de manière que la sérosité ne perdant (par l'absorption) que ses parties les plus liquides , s'épaissit et éprouve des changemens probablement avantageux pour lui permettre de former ces flocons et ces membranes albumineux qu'on rencontre si souvent dans les autopsies cadavériques , et qui s'organisent quelquefois assez bien pour constituer ces substances ligamenteuses qui font adhérer les deux plèvres plus ou moins immédiatement ; d'autres fois, au contraire , ces substances contre nature dégénèrent en matière purulente assez abondante pour constituer l'empyème.

Dans la troisième classe , l'on doit placer l'inflammation qui trouble l'harmonie de la sécrétion et de l'absorption, de manière que cette dernière prenant moins que la première en fournit , il en résulte un amas de sérosité qui constitue l'hydrothorax.

L'on voit que tous ces états sont la suite de

l'irritation portée sur la plèvre, où elle produit une anomalie plus ou moins grande dans le rhythme naturel de la sécrétion et de l'absorption de cette partie.

XIVe QUESTION.

Le sang que les sangsues tirent dans la péritonite, est-il la seule cause du bon effet qui suit leur application dans cette maladie?

Nous fûmes assez heureux d'arriver à temps pour entendre dire au professeur Broussais que nous lui demandions encore une confession de foi ; c'est-à-dire, s'il pensait comme il parlait : *eh bien, nous confessons, dit-il, que nous le pensons et le soutiendrons toujours, parce que c'est entièrement conforme à la physiologie et aux faits que nous observons tous les jours dans notre pratique ;* cette solution satisfit tout-à-fait notre intention qui n'avait d'autre but que d'obtenir de notre maître une réponse capable de fixer l'attention de tous nos camarades, afin que tous se rappelant ces faits , nous disent s'ils pourront les admettre , lorsque nous leur aurons prouvé que les sangsues ne produisent pas leurs bons effets par l'évacuation sanguine seulement , mais bien encore en causant une douleur d'autant plus forte qu'elles sont plus nombreuses et appliquées sur une partie plus sensible

Cette douleur locale causée par les sangsues, nous paraît mériter un examen d'autant plus sérieux que le père de ces vers aquatiques n'en tient nullement compte, et que nous ne sachions pas que tous ceux qui ont écrit sur cette matière en aient donné la plus petite explication ; c'est pour cette raison que nous l'exposerons de notre mieux , après avoir examiné ce que nous dit le professeur Broussais , sur la manière d'agir des sangsues : il nous dit que les sangsues dégorgent directement la partie enflammée ; si cette chose paraît possible pour certains cas, il est évident qu'elle est impossible pour beaucoup d'autres : pour le prouver clairement , nous allons examiner ce qui se passe quand on combat avec les sangsues une péritonite et une gastro-entérite : dans le premier cas il serait peut-être possible d'admettre que les sangsues tirent directement le sang de la partie malade, au moyen des nombreuses communications existantes entre

les vaisseaux de cette partie et ceux de la partie
où sont appliquées les sangsues ; mais il serait
hors de raison de penser que les mêmes effets
peuvent avoir lieu dans le second cas : car il n'y
a aucun vaisseau qui communique directement
des intestins à la surface cutanée abdominale
où se fait l'application des sangsues : or, s'il est
constant que la chose ne puisse se faire ainsi
qu'on le suppose et que l'application des sangsues soit toujours suivie d'une amélioration très-
marquée dans l'intensité du mal, il faudra nécessairement convenir qu'on ignore absolument
comment les sangsues dégorgent les vaisseaux de
la partie affectée et apportent un soulagement
bien marqué dans les souffrances du malade.
Après avoir prouvé que toutes les explications
de nos adversaires sont incapables de faire comprendre leurs idées, nous allons tâcher de les rendre intelligibles, en expliquant de notre mieux,
comment nous croyons que les choses se passent
dans les cas ci-dessus, pour produire les heureux
changemens qui les suivent dans la plus grande
partie de ces maladies : pour accomplir notre dessein, nous croyons devoir résoudre les quatre
subdivisions ci-après, savoir : 1°. Les sangsues
n'ôtent-elles que du sang ? 2°. Ne l'ôtent-elles
que de la partie malade seulement ou de la

masse générale ? 3°, Comment l'ôtent - elles

4°. Quels effets cette évacuation doit produire dans l'organisation animale et particulièrement dans la partie malade ? Nous faisons la première question à dessein d'appeler l'attention de nos grands observateurs sur l'idée qu'émettent beaucoup de médecins de nos jours, qu'il serait possible qu'il y eût des substances gazeuses qui se mêlassent au sang et se trouvassent portées sur certaines parties, qu'elles irriteraient assez fortement pour y déterminer l'inflammation : en admettant cette idée, il est certain que les sangsues, par leur mode d'action et leurs multitudes d'ouvertures fourniraient un moyen très-propre à enlever la cause du mal ; sans rejeter cette donnée, nous dirons qu'elle ne nous paraît point la principale cause du bon résultat des sangsues, qui se trouve suffissamment expliqué par les faits suivants.

Lorsque nous demandons si les sangsues n'ôtent le sang que de là partie malade, l'on conçoit certainement bien que nous voulons savoir si le dégorgement qu'on suppose ne se fait que dans la partie engorgée et non dans toute l'organisation. Ceci mérite une attention toute particulière, attendu que si le dégorgement se faisait par-tout, il en résulterait une diminution égale dans toutes les parties du corps : de sorte que la partie enflammée étant plus engorgée avant l'action des sangsues, le serait encore après ; d'où il devrait s'en suivre que la douleur de la partie malade n'éprouverait qu'une très-légère amélioration , le contraire s'effectuant par l'application des sangues ; c'est-à-dire , que la douleur locale se trouvant beaucoup diminuée , nous porte à croire que le dégorgement se fait plus dans la partie malade que dans toute autre.

Le difficile de tout , c'est de savoir comment cela peut se faire ? Pour atteindre ce but, il faut remarquer que les vaisseaux de la partie enflammée , se trouvant plus engorgés que ceux des autres parties , ont une plus grande tendance à revenir sur eux mêmes, en chassant le sang contenu en si grande quantité dans leur intérieur , qu'il en distend les parois d'une manière douloureuse ; mais ces vaisseaux ne peuvent exercer leur faculté élastique qu'autant que le sang trouvera une issue plus libre que celle qu'il a pendant l'existence de la maladie , et que l'irritation (cause première de l'affection) ne sera pas détournée par une cause quelconque.

Tout ce que nous venons de dire nous démontre qu'il ne s'agit que de trouver un moyen

qui puisse enlever en même temps une portion
du sang accumulé dans les vaisseaux de la partie malade et l'irritation qui y est fixée, de manière à permettre à la partie de rétablir peu à
peu ses fonctions antérieures ; ce moyen avantageux nous paraît exister dans les sangsues qui
ont la faculté d'ôter du sang et de causer une
irritation proportionnée à leur nombre et à la
sensibilité de la partie ; nous ne nous occuperons
ici que du premier, et nous renvoyons pour le
second à l'endroit où nous traiterons de la douleur causée par les sangsues. Nous venons d'admettre pour premier effet, que les sangsues en-
levant une partie du sang accumulé dans la partie enflammée, permettaient aux vaisseaux de
revenir vers leur état naturel ; l'on conçoit facilement la cause de la diminution que les sangsues
apportent dans la congestion sanguine de la partie enflammée ; mais il n'est pas facile de concevoir comment l'action des sangsues se porte
plutôt sur la partie malade que sur les autres,
lorsqu'il n'y a aucune communication directe
de cette partie avec celle où agissent les sangsues ; sans doute que cette explication est bien
difficile, puisque que tous ceux qui ont écrit
sur cette action n'ont rien dit de vrai-semblable
et se sont tous trouvés en contradiction les uns

des autres : malgré l'obcurité que la nature conserve dans cette opération, nous croyons pouvoir aborder la question sans employer le fatras de raisonnemens de nos prédécesseurs; mais les connaissances anatomiques qui nous apprennent que la plus grande quantité des artères qui se portent à l'intestin malade et à la peau divisée par les sangsues, partent de l'aorte ventrale; or, si dans un tel état de chose quelques-unes de ses branches se trouvent ouvertes dans un endroit qui permette au sang de s'écouler au dehors, il est certain que cet écoulement sera d'autant plus grand que l'issue sera plus considérable; n'est-ce pas ce qui se passe quand on combat une entérite avec 40 sangsues appliquées sur les parois abdominales ?

L'affirmative est la seule réponse qu'on puisse donner, si l'on fait attention que ces ouvertures sont faites sur une grande quantité de ramifications des branches de l'artère ci-dessus; mais si la mère-artère trouve dans cette voie artificielle un moyen facile de se débarrasser d'une grande quantité de sang, il s'en suivra qu'elle en chassera moins par les artères qui vont se distribuer dans la partie malade, et cela pour deux raisons bien sensibles : la première, se trouve dans les ouvertures exposées plus haut; la seconde, con-

siste dans l'obstacle apporté à la circulation dans
la partie affectée par l'accumulation du sang dans
ses vaisseaux qui s'en trouvent tellement disten-
dus que leur élasticité s'en trouve forcée et réagit
si fortement sur le sang contenu dans leur intérieur, qu'elle forme, pour ainsi dire, une obs-
truction qui persévérera dans la partie enflammée, tant que l'arrivée du sang ne sera pas diminuée ou que son issue ne sera pas augmentée ;
de sorte que l'élasticité des parois puisse agir
assez efficacement pour ramener ces vaisseaux à
leur calibre naturel.

Nous venons d'expliquer comme peut se faire
le dégorgement de l'intestin enflammé, lorsqu'on
applique des sangsues sur l'abdomen : malheureusement tout cela ne peut s'effectuer qu'autant que l'irritation qui a causé l'entérite sera
détournée de la partie malade par une cause capable de l'appeler sur un autre point de l'organisation ; parce que, tant que cette irritation
restera à son lieu primitif, elle y appelera suffisamment le sang pour produire l'inflammation
et tous ses effets ; il ne nous manque donc plus
pour compléter notre entreprise que de trouver
un moyen artificiel capable de produire une irritation assez forte pour détourner l'irritation
accidentelle, qui a causé la maladie qu'on veut

combattre ; ce moyen nous semble constituer la seconde propriété que nous avons accordée aux sangsues , en commençant l'examen de leur manière d'agir ; nous y avons dit , en effet , que les sangsues causaient une irritation bien marquée par la douleur qu'en ressentait celui qui en supportait l'application ; nous l'avons avancé et nous soutenons que quarante ou soixante sangsues appliquées sur une partie de notre corps , causent une irritation assez forte pour détourner celle qui cause l'entérite : en effet , quelle personne ne sait pas que cette irritation sangsuriale est si réelle et si bien comptée (sans qu'on y pense) , que , toutes les fois qu'on n'obtient point le soulagement désiré de leur première application , on la réitère , en observant , avec raison , qu'il faut en augmenter le nombre , et cela bien certainement pour obtenir le résultat que nous avons émis ci-dessus ; c'est-à-dire une plus grande évacuation sanguine et surtout une plus forte irritation.

Voilà précisément en quoi consiste l'action des sangsues pour obtenir leurs heureux effets dans l'entérite : elles établissent une issue libre au sang pour s'écouler au dehors ; elles ôtent l'irritation du lieu malade pour l'appeler sur un lieu plus convenable : enfin , elles permettent par-là à l'élasticité des vaisseaux affectés de revenir à leur état antérieur et de rétablir les fonctions de la partie malade dans leur état naturel.

Nous n'avions d'abord l'intention de ne parler du second effet des sangsues qu'après avoir résolu nos quatre questions subséquentes ; mais nous trouvons qu'il vaut mieux exposer de suite les effets obtenus par les sangsues ; par ce moyen l'on conserve à la mémoire la facilité de voir en même temps tout ce qui se rattache au même sujet.

Après avoir donné cette observation pour justifier la suspension que nous avons faite des questions que nous étions en train de résoudre , nous revenons à ce qui concerne la seconde action des sangsues , et nous disons qu'il est bien étonnant qu'on n'ait fait aucune attention à cette douleur depuis le laps de temps qu'on s'évertue pour nous exliquer le mode d'action des sangsues : il était pourtant bien facile de se convaincre qu'elle ne pouvait être neutre dans leur action ; car il ne s'agissait que d'avoir ressenti la douleur qu'elles causent et de se rappeler ce principe bien prouvé : que de deux parties irritées en même temps , celle qui l'est le plus et compromet davantage la vie , reçoit l'influence du principe vital chargé de lui apporter tous les secours nécessaires pour combattre l'agresseur et rétablir son état naturel : c'est ce qui arrive toutes les fois que la cause morbide n'est pas d'un caractère assez délétère pour rendre nulles toutes les forces employées par la nature.

Résumons maintenant ce qui se passe quand on applique 40 sangsues sur le ventre pour combattre une entérite ; il en résulte , 1° une évacuation sanguine proportionnée à leur nombre et à la nature de la partie qui reçoit cette application ; 2° une douleur dont la force est rélative à leur nombre et à la sensibilité de la partie , mais qui doit toujours être plus forte que celle qui cause le mal , sans quoi l'on n'obtient qu'un soulagement léger et momantané.

Ceci se trouve parfaitement mis en pratique par les Brousseniens (sans qu'ils sachent pourquoi ils le font, ou s'ils le savent , ils en font un mystère) qui ont un grand soin de faire appliquer un grand nombre de sangues , toutes les fois qu'ils combattent une inflammation ; nous disons même, en l'honneur du chef du nouveau système , que nous lui avons entendu dire qu'il valait mieux mettre plus que moins de sangsues ; parce que toutes les fois qu'on n'en mettait point assez on augmentait plutôt le mal que de l'améliorer ; observez bien , je vous prie , que ce mot point assez , veut probablement dire une quantité suffisante pour produire un effet qu'on ignore sans doute , et que nous plaçons dans le degré d'irritation nécessaire pour la porter au de-là de celle produite par la cause qui a causé la maladie qu'on veut détruire ; voilà sans doute le motif qui a tant causé de divagation sur le vrai mode d'action des sangsues.

Le bon effet que les sangsues produisent par l'irritation qu'elles causent, se trouvant suffisamment démontré par tout ce que nous venons d'en dire, nous allons reprendre notre troisième subdivision dont le but consiste à nous faire connaître comment le sang se trouve ôté de l'économie par les sangsues.

La solution de cette question va nous fournir le complément de la preuve que nous avons donnée , sur l'existence de l'irritation causée par les sangsues et sur l'évacuation sanguine qui se fait d'une manière très-convenable pour permettre à la nature de rétablir toutes les parties affectées dans leur état naturel ; de sorte que nous trouvons une parfaite harmonie entre la manière d'agir des sangsues et les besoins qu'a la nature pour reprendre ses fonctions ordinaires.

Tout ceci se comprendra facilement **en** observant que les sangsues tirent le sang d'une manière lente et uniforme pendant toute leur action
qui va toujours en diminuant de plus en plus
la masse du sang contenu dans toute l'organisation , surtout celui qui se trouve contenu dans
les vaisseaux de la partie malade , et cela parce
que nous avons prouvé ci-dessus que les sangsues dégorgent beaucoup plus la partie enflammée que toutes les autres : ainsi nous pouvons
dire que cette évacuation permet aux vaisseaux
de revenir insensiblement sur eux-mêmes , jusqu'à ce qu'ils aient repris leur état naturel ou
à peu près ; en effet, le sang s'évacuant tout
doucement de la partie affectée , permet à **la**
faculté élastique des parois sanguines de ramener
graduellement ces vaisseaux à leur état antérieur,
sans éprouver de ces grandes contractions instantanées , toujours préjudiciables au retour naturel des parties trop distendues : toutes les observations tirées des évacuations instantanées des
grandes accumulations d'humeurs , nous démon-
trent la réalité de ce que nous venons d'avancer.
La solution de notre troisième subdivison ,
nous ayant mis dans la nécessité de parler de
notre quatrième subdivision d'une manière assez
étendue pour nous dispenser de rentrer dans un

nouvel examen de cette quatrième, nous ajouterons cependant à tout ce que nous avons dit
concernant l'action des sangsues, qu'elles nous
semblent beaucoup plus propres à combattre
l'inflammation que tous les autres moyens fournis
par la thérapeutique, parce que leur mode d'action coïncide parfaitement bien avec le besoin
qu'ont les parties malades pour revenir à leur
état naturel; que leur emploi est toujours facile;
qu'elles effrayent moins les malades que la plupart des autres révulsifs; nous dirons également
pour ceux qui pourraient nous objecter que
l'irritation causée par les sangsues n'est point
assez forte pour détourner celle de la partie enflammée, que la chose est si évidente qu'on aug-
mente leur nombre toutes les fois que la première application n'a point produit l'effet désiré;
cette augmentation de sangsues n'est point faite
dans l'intention d'obtenir une plus grande évacuation sanguine seulement, mais bien pour
déterminer une plus forte douleur, et cela est si
vrai que, cette seconde application des sangsues
ne produisant pas ce qu'on en désire, l'on re-
court à des moyens plus irritans; n'est-ce pas
pour ce motif que nous faisons succéder à l'action des sangsues des révulsifs gradués dans leur
action irritante; ainsi nous passons de ces vers

aquatiques aux larges vésicatoires , aux moxas et aux sétons , dont l'avantage sur les sangsues ne dépend pas seu'ement de leur irritation, mais encore de ce qu'ils maintiennent plus long-temps leur irration ; d'où il s'en suit qu'ils déplacent et maintiennent l'irrtation primitive assez long-temps dans la partie où porte leur action, pour permettre à la première affectée de rétablir ses fonctions dans leur état naturel : c'est sans doute pour cette raison que ces moyens conviennent parfaitement pour combattre les inflammations chroniques : au surplus tout cela nous semble positivement démontré par la pratique journalière ainsi que par les principes physiologiques qui nous prouvent que sur deux parties irritées en même temps , il n'y en a qu'une qui reçoit convenablement les secours de la nature et qu'elle ne les cède à la seconde qu'après avoir récouvré ses fonctions naturelles. Une nouvelle preuve que les sangsues agissent beaucoup au moyen de l irritation qu'elles déterminent, c'est qu'on n'obtiendrait point le même résultat si l'on employait des moyens propres à faire sortir autant de sang par huit ou dix morçures, que celui qu'on obtient en appliquant trente ou quarante sangsues ; ce qui devrait pourtant avoir lieu, si le bon effet dépendait de la quantité de sang évacué de la masse générale.

Nous concluons de tout ce que nous avons dit sur la manière d'agir des sangsues, qu'elles produisent une évacuation sanguine proportionnée à leur nombre et à la nature de la partie où on les applique ; une irritation d'autant plus forte qu'elles sont plus nombreuses et la partie plus sensible ; enfin que l'irritation artificielle déplace celle qui a causé l'inflammation et permet ainsi aux parties affectées de revenir à leur état naturel avec une grande facilité ; parce qu'en même temps que l'irritation se trouve enlevée de la partie malade, le sang s'en trouve également soustrait d'une manière tout-à-fait propre au retour des vaisseaux dans leur état antérieur.

Nous pourrions donner une multitude d'autres preuves à l'appui de ce que nous avons dit sur l'action des sangsues ; mais nous entrerions dans des détails beaucoup trop étendus pour la nature de notre travail et en quelque sorte inutiles à notre but ; car nous croyons avoir suffisamment démontré que tout ce que nous avons avancé est un strict résultat de ce que nous présentent continuellement les connaissances physiologiques, l'expérience et l'observation. Nous terminons toutes les observations que nous avions à faire au sujet de nos questions présentées au professeur Broussais , par le récit d'un exemple choisi parmi des centaines ; parce qu'il s'est offert précisément au moment où nous sollicitions l'opinion broussienne.

Il s'agit d'un ouvrier menuisier, âgé de trente-quatre ans , demeurant rue de la Licorne, n°. 13, près le Parvis Notre-Dame de Paris ; ce malheureux fut atteint d'un dévoiement considérable vers les premiers jours de novembre 1820, n'ayant pu le faire passer avec plusieurs remèdes qu'il employa lui-même à son domicile pendant plusieurs jours , il entra à l'Hôtel-Dieu où il resta deux mois consécutifs , sans retirer qu'une très légère amélioration de tous les médicamens administrés par notre cher confrère chargé du service ; de sorte que cet homme se sentant faiblir de jour en jour, se dégoûta de l'hospice et demanda sa sortie pour rentrer à son ancienne habitation, où il fut, et se soigna trois jours encore avec des médicamens de sa fantaisie, qui augmentèreut tellement ses souffrances qu'il fût obligé d'appeler un médecin pour apporter de l'amélioration dans sa triste situation qui ne pouvait guère augmenter sans l'entraîner au tombeau ; c'est alois que nous y fûmes et le trouvâmes dans un état presque désespérant , comme il sera facile de se le persuader en ob-

servant la description que nous allons faire de
l'état où se trouvaient toutes les parties de son
organisation, qui était si altérée qu'il ne présen-
tait plus que le spectre de l'homme réduit au
marasme absolu : ainsi la peau était sèche, rude
et farineuse ; le *facies* était entièrement cadavé-
rique ; les forces étaient dans une inertie absolue ; les facultés intellectuelles s'étaient passa-
blement conservées, les fonctions relatives étaient
bien dérangées ; les fonctions nutritives se trouvaient à peu près nulles et présentaient les organes chargés de cet exercice dans l'état suivant :
la muqueuse buccalle était rouge, sèche dans
toute son étendue et couverte d'une pellicule
sèche et fendillée sur sa portion linguale ; ce
dernier organe était plus mince, plus serré,
plus dure et sur tout plus pointu ; le reste de
cette manbrane ne décélait son attération que par
une donleur sensible au toucher et rapportée aux
régions épygastrique et ombillicale, de manière
qu'on présumait facilement que la causse morbide agissait sur l'estomac et les intestins grêles ;
la soif était tellement grande que les boissons
appropriées ne l'appaisaient que momentanné-
ment ; il y avait inapétence absolue, et s'il arrivait d'introduire des alimens dans l'estomac, les
douleurs s'exaspéraient de suite et augmentaient

le nombre des selles qui se faisaient. cependant
sans cela , quinze à vingt fois par jour, en four-
nissant des matières liquides, de couleur brune,
mêlées de jaune et remplies de petits grumeaux
blanchâtres , le tout d'une odeur très fétide ; les
urines étaient en petite quantité et safranées ;
enfin le pouls était petit , serré et fréquent ;
nous ne pousserons pas plus loin l'exposé de ces
symptômes , en ce que ceux que nous venons de
rapporter suffisent pour faire connaître à quel
degré était parvenu l'altération de toute l'organisation animale et que nous regardons comme
le résultat d'une gastro entérite ; au moins c'est
comme telle que nous la traitâmes avec tous les
moyens propres à cette maladie , sans obtenir
d'autres soulagemens qu'une légère diminution
dans la fréquence des selles et dans l'intensité de
la douleur, et cela , pendant deux jours seulement , car ce ne fut que le sixième après sa
rentrée qu'il se trouva guéri comme par enchantement , par le vomissement d'un vers d'un
volume et d'une longueur excessifs , dont la pré-
sence constituait probablement toute la cause du
mal survenu dans toute l'organisation ; cela
semble d'autant plus certain, qu'à dater de ce
moment, les évacuations alvines cessèrent leur
trop grandes fréquences , pour reprendre leur

état ordinaire ainsi que toutes les autres fonctions qui revinrent si promptement à leur état de santé, que le malade pût reprendre ses travaux de menuisier au bout de vingt-cinq jours de convalescence, et les a continués jusqu'au vingt-deux de mars 1822, où il jouissait d'une très bonne santé.

Ces faits nous semblèrent tellement opposés au système Broussénien que nous crûmes devoir les lui présenter, pour savoir comment il ferait coïncider ce dévoiement causé par un vers contenu dans la portion du canal intestinal, avec la constipation qu'il soutient exister toutes les fois que l'inflammation occupe cette partie?

Ce grand médecin physiologiste crut pouvoir tourner cet exemple à son avantage, *en nous disant que le dévoiement avait existé pendan, tout le temps que le vers était resté dans les gros intestins, et qu'il avait cessé aussitôt que ce vers était passé dans les intestins grêles ; ou peut-être encore, dit-il, que le vers étant mort et tombé dans un commencement de putréfaction, il avait cessé d'irriter la muqueuse et le dévoiement avait disparu ;* malheureusement toutes les explications de notre cher maître ne nous semblent pas assez vraies pour nous convaincre et nous donner la satisfaction de nous ranger de son opinion ; d'ailleurs il est impossible d'admettre ses idées quand on réfléchit à la terminaison de cette affection : en effet un examen attentif nous démontre que ce vers se trouvait dans la partie supérieure du canal intestinal pendant toute la durée de cette maladie, et qu'il faudrait pour concevoir le contraire admettre l'impossible ; c'est-à-dire qu'il faudrait coire que le vers aurait traversé les intestins grêles et toute la partie supérieure dans un temps presqu'indivisible : ceci est une conséquence de l'opinion Broussenienne, qui soutient que le dévoiement devait être passé dès l'instant que le vers serait parvenu dans les intestins grêles, et non au moment où il aurait été expulsé au-dehors ; nous avons déjà dit que le dévoiement avait persévéré jusqu'au moment où il fut vomi vivant; d'après cela est-il possible de faire croire que ce vers aura aussi parcouru promptement toute la longueur des intestins grêles et tout ce qui les précéde ? Certainement qu'aucune personne douée des plus petites connaissances anatomiqueset physiologiques, ne pourra se ranger de cet avis.

S'il restait quelques doutes à cet égard, il seront entièrement détruits, si l'on examine combien de difficultés ce vers avait à vaincre pour remonter toute la longueur du canal intestinal, tandisqu'il trouvait tant de facilité pour sortir par en bas où le cours continuel des matières liquides lui offrait un chemin très-facile à parcourir ; une troisième raison très-forte pour nous maintenir dans notre opinion, se tire du marasme complet où se trouvait le malade, état qui n'aurait point dû exister s'il n'y avait eu que la fonction des gros intestin de dérangée : puisqu'il est bien prouvé que c'est cette partie qui est la moins nécessaire au but de la digestion et que toutes les parties chargées de la presque totalité de cette fonction auraient pu le faire comme à l'ordinaire, et fournir par conséquent des sucs nutritifs en quantité suffisante pour alimenter toute l'organisation et rendre le marasme impossible ; il serait bien superflu d'ajouter d'autres preuves, celles que nous avons données sont de la plus grande évidence. Nous ne pouvons nous occuper de la seconde supposition autrement qu'on disant qu'elle ne mérite aucune attention, tandis qu'il était vivant au moment de son expulsion.

Tous les détails que nous venons de donner sur tous les accidens qui ont existés jusqu'au moment où la nature, aidée, peut-être, des secours de l'art, s'est débarrassée de ce vers, nous donnent la conviction qu'il existait dans les intestins grêles, où il déterminait une irritation assez forte pour emflammer la muqueuse et l'empêcher de remplir ses fonctions; de sorte que toutes les substances qu'on y introduisait n'y étant point digérées, passaient sous une forme indigeste, dans les gros intestins; ces derniers ne pouvant suppléer à l'action des premiers, se trouvaient assez fortement irrités par ces matières hétérogènes pour éprouver un état inflammatoire qui les empêchait de remplir leurs fonctions naturelles et les forçait de réjeter ces substances en dehors, sous une forme liquide, tout-à-fait semblable à celles qui sont évacuées, toutes les fois qu'il y a dévoiement causé par une entérite.

Ce seul exemple nous fournit des preuves patentes de tout ce qui a rapport à toutes nos questions; aussi éspérons-nous que tous ceux qui nous honoreront de leur examen, reconnaîtront facilement la véracité de tout ce que nous avons l'honneur de leur offrir, avec la ferme persuasion qu'ils nous accorderont toute l'indulgence que réclame notre intention et notre inexpérience en discussions de cette nature.

FIN.

9 782014 067460